BEI GRIN MACHT SICH IHR WISSEN BEZAHLT

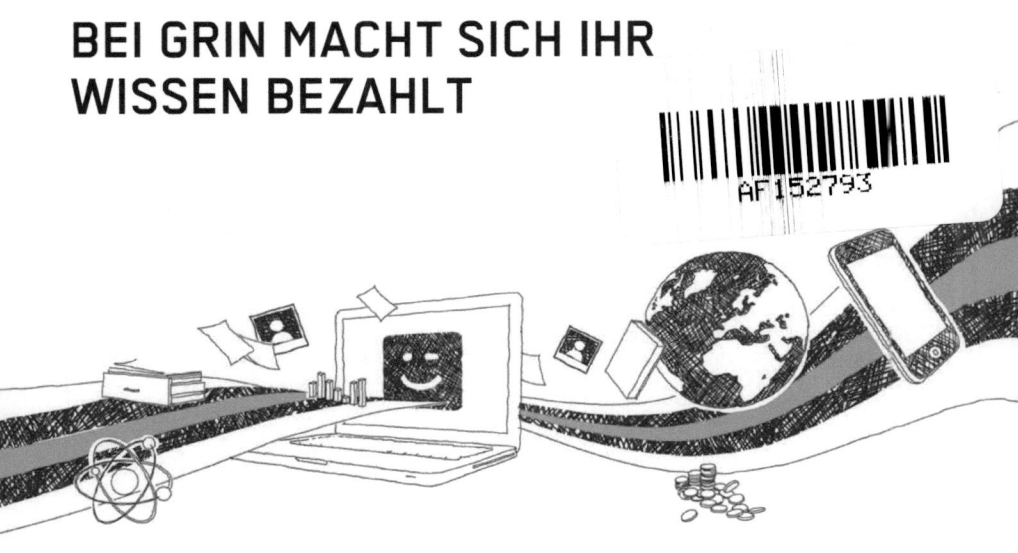
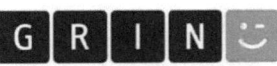

Bibliografische Information der Deutschen Nationalbibliothek:

Die Deutsche Bibliothek verzeichnet diese Publikation in der Deutschen National-
bibliografie; detaillierte bibliografische Daten sind im Internet über http://dnb.d-
nb.de/ abrufbar.

Impressum:

Copyright © 2007 GRIN Verlag
Druck und Bindung: Books on Demand GmbH, Norderstedt Germany
ISBN: 9783638888608

Dieses Buch bei GRIN:

https://www.grin.com/document/82017

Hendrik Heitland

Lysergsäurediäthylamid - Die Geschichte des LSD

GRIN Verlag

GRIN - Your knowledge has value

Der GRIN Verlag publiziert seit 1998 wissenschaftliche Arbeiten von Studenten, Hochschullehrern und anderen Akademikern als eBook und gedrucktes Buch. Die Verlagswebsite www.grin.com ist die ideale Plattform zur Veröffentlichung von Hausarbeiten, Abschlussarbeiten, wissenschaftlichen Aufsätzen, Dissertationen und Fachbüchern.

Besuchen Sie uns im Internet:

http://www.grin.com/

http://www.facebook.com/grincom

http://www.twitter.com/grin_com

Universität Bremen

Modul 32: Gesundheitliche Risiken und Ressourcen im Kontext von

Drogenkonsum

Veranstaltung 11-56-2-M32-2a

Sommersemester 2007

Studiengang: B.A. Public Health / Gesundheitswissenschaften

Lysergsäurediäthylamid (LSD)

Autor:

Hendrik Heitland

INHALTSVERZEICHNIS

1. Einleitung

Lysergsäurediäthylamid ist eine Substanz, die die Menschheit schon seit mehreren Jahrhunderten beschäftigt. Heutzutage wird das LSD-25 aber vor allem in den Medien verteufelt und als reine Rauschdroge angesehen. Hieraus ergibt sich die Fragestellung, ob dies tatsächlich der Fall ist, oder ob es auch noch weitere Verwendungen für das LSD gibt, abseits der Rausch- und Partydroge. Um diese Frage zu klären, muss man sich vor allem die Aufsehen erregende Geschichte bis zum vollständigen Verbot 1966 in den USA, bzw. 1971 in Deutschland anschauen.

Dafür wird in Punkt 2 ein kurzer Überblick über die Historie des LSD-Grundstoffs Mutterkorn gegeben. In Punkt 2.1 wird dann auf die Entdeckung von LSD-25 durch Albert Hofmann eingegangen und unter anderem anhand dessen Aufzeichnungen erläutert, wie es zu diesem häufig als „Zufall" bezeichneten Vorfall kommen konnte. Dabei werden auch schon erste typische Wirkungsmerkmale aufgezeigt, die nach dem Konsum von LSD auftreten können. In Punkt 2.2 wird die Rolle des LSD als bewusstseinserweiternde Substanz in der Hippiebewegung dargestellt und aufgezeigt, wie sie eine ganze Kultur beeinflusste. Die Substanz entwickelte sich zu einem Massenphänomen und brachte eine weitere wichtige Figur in der LSD-Geschichte hervor, deren Bedeutung und Biographie kurz vorgestellt wird: Timothy Leary. Zudem werden weitere wichtige Aspekte beim Konsum von LSD erläutert.

In Punkt 3 werden zusätzliche Verwendungszwecke für das LSD-25 dargestellt, wobei das Hauptaugenmerk bei der Verwendung des LSD zu Psychotherapiezwecken liegt. Doch auch der Missbrauch der Substanz, der Einsatz als Aphrodisiakum und als kreativitätssteigerndes Mittel in der Kunst soll die theoretische und praktische Bandbreite der Verwendungsmöglichkeiten aufzeigen.

In der anschließenden Diskussion in Punkt 4 wird sich mit dem Verbot des LSD auseinandergesetzt und Stellung zu den Verwendungen des Lysergsäurediäthylamids bezogen.

2. Die Historie des LSD

Der Ausgangsstoff zur Herstellung von LSD ist das Mutterkorn (Claviceps purpurea). Hierbei handelt es sich um einen bis zu zwei Zentimeter langen, dunkelvioletten Schlauchpilz, der sich vor allem in heißen und feuchten Sommermonaten auf den Roggenähren festsetzt. Wird dieser Parasit zusammen mit dem Roggen verzehrt, kann dies zu schweren Vergiftungen bei dem Konsumenten führen.

Zwar treten solche Fälle heutzutage nur noch selten auf, da die Ursachen dafür inzwischen bekannt sind, allerdings gab es vom 10. bis 13. Jahrhundert regelrechte Epidemien von Ergotismus, die durch das Mutterkorn ausgelöst wurden. Diese Krankheit wurde auch als „St.-Antonius-Feuer" bezeichnet, bei der den Erkrankten die Gliedmaßen wie Finger, Hände und Füße abstarben.[1] Der Grund hierfür liegt bei den Mutterkorn-Alkaloiden, die die Blutgefäße zusammenziehen und somit eine ausreichende Durchblutung der Glieder nicht mehr gewährleistet ist. Auch geistige Veränderungen durch eine gestörte Gehirndurchblutung können ein Symptom von Ergotismus sein, weswegen *die Psychologin Linda Caporeal (...) 1976 in „Science" die These aufgestellt [hat], dass auch die merkwürdigen Hexenprozesse von Salem/Massachusetts eine Folge dieses Antonius-Feuers (...) gewesen seien: Ende 1691 wurden in jenem Städtchen plötzlich acht junge Frauen von einer unerklärlichen Krankheit gepeinigt, die sich durch seltsames Verhalten, Sprachstörungen, unkontrollierte Körperbewegungen und Gesten sowie epilepsieartige Anfälle auszeichneten."* Als Folge dessen erklärte der Stadtrat diese Frauen als verhext und ließ insgesamt neunzehn Männer und Frauen wegen Hexerei erhängen oder steinigen. Im Jahr 1926/27 ereignete sich in Südrussland der letzte historisch belegte Fall einer Ergotismus-Epidemie. Zwar kam es 1961 im französischen Pont-St. Ésprit zu einer Massenvergiftung, *„die in vielen Veröffentlichungen als LSD-Psychose durch Getreideverunreinigungen mit Claviceps purpurea gedeutet wurde"*, allerdings stellte sich heraus dass die Ursache hierfür bei der Getreidedesinfektion mit einer Quecksilberverbindung lag.[2]

In früherer Zeit wurde der Grundstoff des LSD-25, das Mutterkorn, von Hebammen in Europa angewendet, um für werdende Mütter die Geburt ihres Kindes zu erleichtern. Hierfür wurden

---

[1] vgl. Leuenberger, 1970, S. 125
[2] vgl. Schmidbauer/vom Scheidt, 1989, S. 213 f

den Frauen geringe Mengen an zermahlenem Mutterkorn verabreicht, woraufhin sich deren Uterus zusammenzog und die bei der Geburt auftretende Blutung verringert wurde. Dieser Vorgang, der durch das im Mutterkorn enthaltene Alkaloid Ergobasin ausgelöst wird, wurde unter anderem aber auch zur Abtreibung eines Kindes genutzt. Da dies allerdings oft schwerwiegende gesundheitliche Folgen für die Schwangeren hatte, wurde das Mutterkorn von Ärzten zumeist erst nach einer Geburt eingesetzt, um nachstehende Blutungen zu unterbinden. Heutzutage wird das Mutterkornalkaloid Dihydroergotamin als Inhaltsstoff für schmerzlindernde Medikamente gegen Migräne eingesetzt.[3]

2.1 Die Entdeckung des LSD

Die gängige Auffassung in mehreren Veröffentlichungen besteht darin, dass die Entdeckung des Lysergsäurediäthylamids purer Zufall war. Der Entdecker dieser Substanz, Albert Hofmann, sieht diese Behauptung selbst allerdings nur als teilweise korrekt an, da er die unerwartete Wirkung des LSD erst 5 Jahre später in einem Selbstversuch entdeckte. Vorausgegangen waren Experimente mit Mutterkorn-Alkaloiden, die zum Ziel hatten, ein Mittel zur Kreislaufanregung (Analeptikum) zu produzieren. So hat nach Hofmanns Auffassung *"jede Entdeckung ihre Vorgeschichte, bei der sich im Nachhinein zeigt dass alles so geschehen musste wie es geschah, damit die spätere Entdeckung möglich werden kann."*
[4]

Nach dem Abschluss seines Chemiestudiums an der Universität Zürich im Jahre 1929, bekam Albert Hofmann eine Anstellung als Mitarbeiter im pharmazeutisch-chemischen Versuchslabor der Firma Sandoz in Basel. Fortan untersuchte er die Mutterkorn-Alkaloide, um eine Möglichkeit zu finden, diese teilsynthetisch herstellen zu können und ein Mittel zur Kreislaufstimulation zu entwickeln. Nach einigen Experimenten baute er verschiedene Abkömmlinge der Lysergsäure auf, darunter auch das Diäthylamid. Im 25. Experiment verband er diese beiden Substanzen miteinander – die Geburtsstunde des LSD-25. Allerdings konnte in Tierversuchen keine kreislaufstimulierende Wirkung festgestellt werden und die Substanz geriet für fünf Jahre wieder in Vergessenheit.[5]

Erst im Jahr 1943 kam Hofmann auf die Ergebnisse der ersten Versuche mit LSD-25 zurück, um die anregende Wirkung der Substanz auf das Zentralnervensystem zu untersuchen. Aufgrund seiner strukturellen Ähnlichkeit mit dem kreislaufstimulierenden Nikethamid und

---

[3] vgl. Leuenberger, 1970, S. 125 f
[4] vgl. Hofmann, 1979/a, S. 53
[5] vgl. Olvedi, 1972, S. 40

ersten positiven Ergebnissen in Tierversuchen, schien LSD-25 hierfür ein erfolgsversprechender Stoff zu sein, weswegen Hofmann eine neue Probe davon herstellte. Hierbei kam er mit dem Material versehentlich in Berührung, was den ersten LSD-Rausch der Geschichte zur Folge hatte.[6] Er notierte hierzu: *„Vergangenen Freitag, 16. April 1943, musste ich mitten im Nachmittag meine Arbeit im Laboratorium unterbrechen und mich nach Hause begeben, da ich von einer merkwürdigen Unruhe, verbunden mit einem leichten Schwindelgefühl, befallen wurde. Zu Hause legte ich mich nieder und versank in einen nicht unangenehmen rauschartigen Zustand, der sich durch eine äußerst angeregte Phantasie kennzeichnete. Im Dämmerzustand bei geschlossenen Augen (das Tageslicht empfand ich als unangenehm grell) drangen ununterbrochen phantastische Bilder von außerordentlicher Plastizität und mit intensivem, kaleidoskopartigem Farbenspiel auf mich ein. Nach etwa zwei Stunden verflüchtigte sich dieser Zustand."[7]*

Hofmann erkannte, dass dieser Rausch vom LSD verursacht worden sein musste, weil er nur mit dieser Substanz gearbeitet hatte. Da er sich aber nicht vorstellen konnte, dass er mit einer derart großen Menge in Kontakt kam, die einen solchen Zustand hätte auslösen können, nahm er drei Tage später, am 19. April 1943, 0,25 Milligramm LSD ein - später zeigte sich, dass diese Menge dem Zehnfachen der erforderlichen Dosis für einen LSD-Rausch entsprach. Nach 40 Minuten trat eine erste Wirkung ein - Hofmann notierte in seinen Aufzeichnungen das Auftreten von Schwindel, Angstgefühl, Sehstörungen, Lähmungen und Lachreiz. Diese kurze Darstellung niederzuschreiben, bereitete ihm bereits große Schwierigkeiten, weshalb er einen ausführlichen Bericht über seinen Zustand erst zwei Tage später anfertigen konnte, in welchem er die zwei Stunden andauernde *„schwerste Krise"* schilderte: *„Schon jetzt war es mir klar, dass Lysergsäure-diäthylamid die Ursache des merkwürdigen Ereignisses vom vergangenen Freitag gewesen war, denn die Veränderungen der Empfindungen und des Erlebens waren von gleicher Art wie damals, nur viel tiefgehender. Ich konnte nur noch mit größter Anstrengung verständlich sprechen, und bat meine Laborantin, die über den Selbstversuch orientiert war, mich nach Hause zu begleiten. Schon auf dem Fahrrad (...) nahm mein Zustand bedrohliche Formen an. Alles in meinem Gesichtsfeld schwankte und war verzerrt (...). Auch hatte ich das Gefühl, mit dem Fahrrad nicht vom Fleck zu kommen. Indessen sagte mir später meine Assistentin, wir seien sehr schnell gefahren."* Zuhause angekommen bat er seine Laborantin, den Hausarzt zu rufen und etwas Milch von der Nachbarin zu beschaffen, was er zwecks Entgiftung einnehmen wollte.

---

[6] vgl. Grof, 2000, S. 18
[7] Hofmann, 1975, S. 28

Hofmann beschrieb auch, wie sich die Umgebung in seiner Wahrnehmung veränderte und groteske Formen annahm. So fühlte er sich z.B. von seinen Möbeln bedroht: *„Sie waren in dauernder Bewegung, wie belebt, wie von innerer Unruhe erfüllt. Die Nachbarsfrau, die mir Milch brachte – ich trank im Verlaufe des Abends mehr als zwei Liter – erkannte ich kaum mehr. Das war nicht mehr Frau R., sondern eine bösartige, heimtückische Hexe mit einer farbigen Fratze. (...) Ein Dämon war in mich eingedrungen und hatte von meinem Körper, von meinen Sinnen und von meiner Seele Besitz ergriffen. (...) Ich war in eine andere Welt geraten, in andere Räume mit anderer Zeit.“* Er dachte zeitweise sogar, dass er im Sterben liegen würde und beschrieb eine Situation, in der er seinen Körper verlassen zu haben glaubte und alles von außen beobachten konnte. Als der Hausarzt eintraf, unterrichtete Hofmann ihn über seine vermeintlich bedrohliche Lage. Der Arzt *„schüttelte (...) ratlos den Kopf, da er außer extrem weiten Pupillen keinerlei abnorme Symptome feststellen konnte. Puls, Blutdruck und Atmung waren normal. Er verabfolgte daher keine Medikamente, trug mich ins Schlafzimmer und wachte an meinem Bett.“* Als der Höhepunkt des Rausches vorbei war, *„begann ich allmählich das unerhörte Farben- und Formenspiel zu genießen, das hinter meinen geschlossenen Augen andauerte. Kaleidoskopartig sich verändernd drangen bunte, phantastische Gebilde auf mich ein, in Kreisen und Spiralen sich öffnend und wieder schließend, in Farbfontänen zersprühend, sich neu ordnend und kreuzend, in ständigem Fluss. Besonders merkwürdig war, wie [sich] alle akustischen Wahrnehmungen (...) in optische Empfindungen verwandelten.“*

LSD wurde von der Firma Sandoz ein paar Jahre später unter dem Namen „Delysid" vermarktet. Durch seine starke Wirkung auf psychische Vorgänge im Menschen war diese Substanz zuerst ein hoffnungsvolles Mittel in der psychiatrischen Forschung, da sich der Zustand unter LSD-Einfluss mit den Symptomen der Schizophrenie glich. Als man auch vermehrt gefühls- und wahrnehmungsverändernde Reaktionen feststellte, wurde dem LSD eine bewusstseinserweiternde Funktion zugeschrieben und vermehrt auch in der Psychotherapie eingesetzt (siehe Punkt 3). Jedoch nahm auch der private Gebrauch von LSD sehr stark zu, woraufhin im Jahr 1966 Sandoz die Produktion einstellte und viele Länder die Substanz verboten, da sie fortan als Rauschgift galt.[8]

Hofmanns Schilderungen beschrieben bereits die gängigsten aktuell bekannten halluzinogenen Wirkungen von LSD. Heutzutage wird es meist mittels kleiner Papiertrips eingenommen, auf die durchschnittlich 80 Mikrogramm der Substanz geträufelt wird, wobei die Spannweite von 25 bis 250 Mikrogramm reichen kann. Die höchste Dosis enthalten

---

[8] vgl. Schmidbauer/vom Scheidt, 1989, S. 214 ff

zumeist die so genannten „Micros". Hierbei handelt es sich um Mikrotabletten, die häufig 200 bis 250 Mikrogramm LSD enthalten. Bei einer solch hohen Dosierung kann ein Rauschzustand auch länger als die üblichen sechs bis acht Stunden bei niedrigerer Dosierung andauern. Man kann LSD noch zwei bis drei Tage nach der Einnahme im Urin nachweisen.[9]

2.2 LSD als bewusstseinserweiternde Substanz in der Hippiebewegung

In den 1960ern entstand eine neue Subkultur innerhalb der jugendlichen US-amerikanischen Bevölkerung: die Hippiebewegung. Diese lehnte die aus ihrer Sicht veralteten Werte der Gesellschaft ab, wobei sich ihr Protest vor allem gegen die Elterngeneration, Krieg und Obrigkeiten richtete. Getreu ihrer pazifistischen Ideologie blieben die Hippies hierbei meist friedlich und *„demonstrieren (...) für die Freiheit des Individuums, die sexuelle Befreiung und soziale Gerechtigkeit. 1967 wird der "Summer Of Love" ausgerufen, und Hunderttausende von Hippies treffen sich in New York und San Francisco, aber auch in London und Berlin zu "Sit-ins", "Be-ins" und "Love-ins". (...) So viele junge Menschen, die kollektiv Drogen konsumieren, gab es noch nie. LSD und Heroin kommen in Mode, hin und wieder werden die Drogen kostenlos und massenhaft bei Konzerten und anderen Hippie-Treffen verteilt."*[10]

Der vermehrte Konsum von LSD hatte für die Hippies häufig den Zweck, ihr Bewusstsein zu erweitern. Aus ihrer spirituellen Sicht, waren sie dadurch in der Lage, Dinge wahrzunehmen, die ihnen ohne LSD verborgen geblieben wären. Viele fühlten sich nach der Einnahme mit der Natur oder dem Universum verbunden, was mit der typischen Wirkungsweise von Psychedelika wie LSD zu erklären ist. Diese verändern z.B. die eigene körperliche und seelische Empfindung, das Erleben der Umwelt und *„(...) intensivieren und verfremden die sinnliche Wahrnehmung [beim Konsumenten]. Nicht selten ist man sehr intensiven optischen Halluzinationen ausgesetzt. Die von den Augen wahrgenommene Umwelt wird vom Gehirn in andere Formen, Farben und Bilder uminterpretiert. Aber auch Gehör-, Geruchs-, Geschmacks- und Tastwahrnehmungen werden intensiver erlebt als gewöhnlich und sind zum Teil außerordentlich stark verändert."* Es kann auch zu einer Überlagerung der Sinne kommen, bei der der Konsument glaubt, z.B. Musik zu erfühlen und sie in Farben sehen zu können.

---

[9] vgl. Cousto, 2005, S. 3
[10] vgl. Watschke, 2007, o.S.

Da ein LSD-Rausch auch negative Erlebnisse zur Folge haben kann, indem sich die Befindlichkeit verschlechtert und es zu einem Angstzustand und Entsetzen beim Gebraucher kommt, ist die Wahl des Settings sehr wichtig, um einen solchen „Bad Trip" zu vermeiden. So sollte eine angenehme Umgebung und möglichst eine anwesende vertraute Person für den Gebrauch gesucht werden. Auch aus diesem Grund wurde LSD (und andere Drogen) häufig in so genannten Sit-Ins eingenommen, bei denen mehrere Menschen anwesend waren. Zudem ist es wichtig, dass „(...) man mit sich selbst im Reinen und offen für transzendentale Erlebnissphären ist, (...) [damit] man die vollständige Auflösung der eigenen Identität wahrscheinlich als beglückende ozeanische Selbstentgrenzung erleben und die Erfahrung des All-Eins-Seins (Eins sein mit dem All) als erhabene Verschmelzung mit dem Kosmos genießen [kann]." Sollte man allerdings von vornherein mit einem schlechten Gewissen und Schuldgefühlen einen LSD-Rausch beginnen, bzw. ein eher ängstliches, unsicheres und verschlossenes Wesen haben, so wird man wahrscheinlich ein verängstigendes Erlebnis während des Rauschzustands haben.[11]

„Ebenso wie der Drogenkonsum spielt die Musik eine wichtige Rolle für die Hippie-Bewegung. Sie drückt das Lebensgefühl dieser Generation aus und hilft das neue Bewusstsein zu reflektieren. Drogen gehören immer dazu. So verteilt die Band Grateful Dead vor ihren Konzerten kostenlose LSD-Trips an ihre Fans, um dann in stundenlangen Improvisationen gemeinsam zum "Dark Star", einer ihrer psychedelischen Paradenummern, zu fliegen."[12] Weitere wichtige Künstler und Bands zu dieser Zeit waren u.a. Jefferson Airplane, Pink Floyd, The Doors, Jimi Hendrix, Janis Joplin uvm. Die Musiker konnten unter LSD-Einfluss Klänge hören, die normalerweise nicht wahrnehmbar waren und ließen dies in ihre Musikstücke mit einfließen. Auch ihre persönlichen Rauscherfahrungen wurden in den Liedern besungen und musikalisch verarbeitet. Diese neue Musikrichtung nannte sich „Acid Rock", „Psychedelic Rock" oder „Head Rock" und auch Songtitel wie z.B. „Mind Garden", „Mr. Spaceman" oder „Fifth Dimension" verrieten den Einfluss von LSD. Auch die Beatles hatten mehrere Hinweise in ihren Alben- und Liedtiteln versteckt: "Yellow Submarine" war ein Symbol für den Trip in andere Wirklichkeiten - besonders nach der fantastischen Zeichentrickverfilmung (1969). Mit „Magical Mystery" Tour (1967) schufen die Beatles das erste LSD-inspirierte Konzept-Album; in „Sgt. Peppers" (1967) wurde dieser Stil perfektioniert. (...) John Lennon hat schließlich Timothy Leary's Wahlkampfslogan »Come Together« übernommen und musikalisch in alle Welt getragen."[13]

---

[11] vgl. Cousto, 2005, S. 5
[12] Watschke, 2007, o.S.
[13] vgl. Rätsch, 1993, S. 41 f

8

Dr. Timothy Leary war eine wichtige Schlüsselfigur für die Verbreitung von LSD unter den Hippies. 1960 bekommt er eine Anstellung als Psychologieprofessor an der Harvard Universität und nimmt Forschungen über traditionelle Heilmethoden lateinamerikanischer Ureinwohner auf, bei denen er auf einer Forschungsreise in Mexiko psylocibinhaltige Pilze konsumiert. Vollkommen begeistert von dieser Erfahrung, gründete er nach seiner Rückkehr nach Harvard das „Harvard Psilocybin Project", um Experimente mit Psychedelika durchzuführen. Dies verschaffte ihm den Ruf als Erfinder der psychedelischen Bewegung, den die Hippies fortan als einen ihrer Gurus betrachteten.

1962 kommt Leary in den Besitz von LSD und konzentriert sich auf die Untersuchung dieser Substanz. Da sich seine Experimente mit Studenten aber immer mehr zu Rauschexzessen wandeln - was den Unmut der Eltern auf sich zog, weil viele Studenten nach spirituellen Erfahrungen unter LSD-Einfluss nach Indien wanderten oder das Studium abbrachen – wurde er von der Harvard Universität gefeuert. Trotzdem stellte Leary seine Forschungen über LSD nicht ein. Als er mit seinen beiden Kindern in den Urlaub nach Mexiko fährt, wird an der Grenze in der Handtasche seiner Tochter etwas Marihuana gefunden, wofür er die Verantwortung übernimmt und als Folge zu 30 Jahren Haft verurteilt wird. Dies lässt ihn bei seinen Anhängern zum Märtyrer werden, womit seine Popularität weiter steigt. Der damalige amtierende US-Präsident Richard Nixon nannte ihn sogar den gefährlichsten Mann Amerikas und verschärfte die Strategie gegen Drogengebrauch. Leary fing darauf hin an, seine Werbung für LSD über das Land zu verteilen - sein berühmtester Slogan war wohl „Tune in, Turn on, and Drop Out", mit dem er zum Kampf gegen die konservativen Drogenansichten in der Gesellschaft aufrufen wollte, die von der Regierung noch bekräftigt wurden.[14]

1971 trifft er in der Schweiz auf Albert Hofmann, den Entdecker des LSD, der einen eher negativen Eindruck von Leary erhält: _„Diese persönliche Begegnung mit Leary hinterließ bei mir den Eindruck einer liebenswürdigen Persönlichkeit, die von ihrer Sendung überzeugt ist, die ihre Ansichten auch scherzend, doch kompromisslos vertritt, die, durchdrungen vom Glauben an die Wunderwirkungen der psychedelischen Drogen und dem daraus resultierenden Optimismus, recht hoch in den Wolken schwebt und dazu neigt, praktische Schwierigkeiten, unerfreuliche Tatsachen und Gefahren zu unterschätzen oder gar zu übersehen."_ Nach einem zweiten Treffen 1972 bemerkte Hofmann bereits eine Veränderung an Leary und beschrieb ihn als fahrig und zerstreut.[15]

---

[14] vgl. Dunder, o.J, o.S.
[15] vgl. Hofmann, 1979/b, S. 90 f

3. Weitere Verwendungszwecke von LSD und seinen Inhaltsstoffen

Sowohl in den USA, als auch in Europa gab es schon seit geraumer Zeit ein gesteigertes Interesse an der Erforschung von psychedelischen Substanzen für den Einsatz in der therapeutischen Psychiatrie. Zumeist wurden diese Substanzen Eingesetzt, um den verwirrten Geisteszustand von Patienten unter Kontrolle zu bringen und sie zu beruhigen. Immer mehr Psychiater interessierten sich speziell für LSD, von dem man glaubte, dass der Rausch der Wahrnehmung von Geisteskranken ähnelte. *„In dem Originalbeipackzettel des von Sandoz/Basel produzierten Lysergol (pures LSD) steht, dass die Substanz besonders dem Psychiater dienlich ist, um ein vertieftes Verständnis der Psychose und der Schizophrenie zu erlangen."* Somit wurde später sogar empfohlen, dass die Psychiater selbst einen LSD-Rausch erleben sollten, um den psychischen Zustand ihrer Patienten besser nachvollziehen zu können.[16]

Der amerikanische Psychotherapeut Stanislav Grof beschrieb fünf Therapietechniken, bei denen das LSD eine wesentliche Rolle spielt:

Psycholytische Therapie mit LSD:
Hierbei wird dem Patient vom Therapeuten in ein- oder zweiwöchigen Abständen LSD in einer Dosis von 75 bis 300 Mikrogramm verabreicht. Diese Behandlung sollte 15 bis 100 Sitzungen umfassen, wobei zwischendurch immer wieder Besprechungen ohne LSD-Einfluss abgehalten werden. Alle Ereignisse, die während oder nach den Sitzungen aufgrund des Rausches beim Patienten eintreten, werden auf Grundlage der dynamischen Psychotherapie gedeutet und behandelt. Aufgrund der LSD-Vergabe kann ein aktives Handeln des Therapeuten gefragt sein, um dem Patienten z.B. bei Unwohlsein zu helfen. Ziel dieser Therapieform ist es, traumatische Kindheitserlebnisse erneut nach zu erleben und die dadurch entstandenen, seelischen Spannungen daraufhin durch emotionales Abreagieren zu lösen.

Psychedelische Therapie mit LSD:
Im Gegensatz zur psycholytischen Therapie werden hier nur eine bis maximal drei Therapiesitzungen mit einer sehr hohen Dosis LSD (300 bis 1500 Mikrogramm) abgehalten, wobei der Patient in mehreren vorhergehenden Gesprächen auf dieses Erlebnis vorbereitet wird. *„Hauptzweck der psychedelischen Therapie ist es, optimale Bedingungen dafür zu*

---

[16] vgl. Rätsch, 1993, S. 54

schaffen, dass der Teilnehmer den Tod seines Ich und darauf den Übergang zum sogenannten psychedelischen Gipfelerlebnis vollziehen kann. *Es ist ein ekstatischer Zustand, gekennzeichnet durch eine Entgrenzung zwischen dem Subjekt und der objektiven Welt und einem daran geknüpften Gefühl des Einsseins mit anderen Menschen, mit der Natur, Gott und dem Weltall.*" Besonders bei Alkoholikern und depressiven Menschen hatte diese Therapie positive therapeutische Ergebnisse geliefert.

Anaklitische Therapie mit LSD (LSD-Analyse):
Bei dieser Therapieform werden dem Patienten 100 bis 200 Mikrogramm LSD verabreicht, damit bei diesem auf dem Höhepunkt des Rausches die frühkindliche Frustration, z.b. aufgrund von elterlichem Liebesentzug in der Kindheit, nacherlebt werden kann. Der Therapeut muss hierbei auf die übliche professionelle Distanz zum Patienten verzichten: *„Das Moment, in dem sich diese Therapie von allen anderen unterschied, war die direkte Befriedigung der anaklitischen Bedürfnisse.*" So sollte der Therapeut den Patienten z.b. in den Arm nehmen und ihm warme Milch aus einem Fläschchen geben, seinen Kopf auf den Schoß legen und ihn streicheln, oder sich sogar neben ihn auf die Couch legen und ihn besänftigen und trösten. Diese Therapieform konnte sich aber nie richtig durchsetzen, da insbesondere den männlichen Therapeuten dieses Prinzip der Fusion mit dem Patienten eher unangenehm war.

Hypnodelische Therapie:
Diese Therapieform wurde mit dem Ziel entwickelt, *„(...) die aufdeckende Wirkung des LSD mit der Kraft der hypnotischen Suggestion zu einem organischen Ganzen zu verbinden.*" Dem Patienten wird hierfür 125 bis 200 Mikrogramm LSD gegeben und bis zum Rauscheintritt hypnotisiert, so dass er sich beim Eintritt der Wirkung bereits in einem tranceartigen Zustand befindet. Ist der Rausch eingetreten, versucht der Therapeut sowohl die Wirkung des LSD, als auch die der Hypnose zum Durcharbeiten von z.B. Kindheitserinnerungen zu nutzen. *„Nach (...) [dem] ersten Bericht der Entwickler [dieser Therapieform] erwies sich die Kombination von LSD-Einfluss und Hypnose als wirksamer denn jede dieser beiden Komponenten fürs sich allein genommen.*"

Kollektive LSD-Psychotherapie:
Hier wird dem Patienten zusammen mit mehreren anderen Teilnehmern eine mittlere Dosis LSD verabreicht. Dabei soll der Therapeut aber nicht die Gruppe als Ganzes betreuen, da jeder einen individuellen Rausch erlebt. *„Der Therapeut und seine Helfer führen eine kollektive Aufsicht; individuelle Zuwendung erfolgt nur, wenn unbedingt nötig.*" Einen Tag nach der Sitzung werden Gruppengespräche und Aussprachen abgehalten, um die

11

individuellen Erlebnisse zu verarbeiten. Als ein Vorteil dieser Therapieform wird der ökonomische Faktor genannt, da hierbei ein Therapeut gleich mehrere Patienten gleichzeitig behandeln kann. Der Nachteil liegt aber darin, dass eine individuelle Betreuung nicht gegeben ist, wodurch sich negative Erlebnisse während des Rauschzustands auf die Gruppe übertragen können.[17]

Jedoch wurde LSD für bestimmte Zwecke auch missbraucht. So stellte sich aufgrund des Gesetzes zur Informationsfreiheit heraus, dass sowohl der amerikanische Geheimdienst CIA (Central Intelligence Agency), als auch die US Army in den 50er Jahren LSD-Experimente an zumeist ahnungslosen Soldaten und Zivilisten durchführten. Oftmals wurde die Substanz in unauffällige Flüssigkeiten gemischt und den Versuchspersonen zum Trinken verabreicht, woraufhin diese die typischen Rauschanzeichen zeigten. In manchen Fällen erlebten sie aber auch sehr negative Erlebnisse, da sie nicht darüber aufgeklärt waren, was mit Ihnen passieren wird und somit in Panik gerieten als die Wirkung eintrat. So wurde z.B. ein Fall bekannt, in dem einem ehemaligen Soldaten LSD verabreicht wurde um die Substanz im Rahmen der psychologischen und biochemischen Kriegsführung zu testen. Die Armee erhoffte sich, leichter an Geständnisse und Informationen von Gefangenen zu gelangen, wenn diese unter LSD-Einfluss stehen. In einem anderen Fall wurde einer Versuchsperson LSD intravenös injiziert, woraufhin dieser aus dem Fenster eines Hochhauses sprang. Ein Gericht brachte diesen Vorfall mit dem LSD-Rausch in Verbindung und sprach den Angehörigen des Opfers eine Entschädigung in Millionenhöhe zu.[18]

Gerade zur Zeit der Hippiebewegung hat man dem LSD auch eine starke aphrodisierende Wirkung nachgesagt. Dies hängt wohl zum einen damit zusammen, dass es ein Ziel der Hippies war, eine sexuelle Revolution zu erreichen und mit vielen alten Tabus zu brechen, die zu der Zeit besonders in den USA in der Gesellschaft verankert waren. Zum anderen wurde diese Meinung auch von ihrem „Guru" Timothy Leary (siehe Punkt 2.2) propagiert. So sagte dieser in einem Interview 1966: *„In einer sorgfältig vorbereiteten, liebevollen LSD-Sitzung kann eine Frau mehrere hundert Orgasmen haben."* Auch Stanislav Grof stützte die Hoffnung auf eine Anregung der Sexualität durch das LSD, welche er in Experimenten erforschte: *„Die Sexualität kann (...) so gesteigert sein, dass lange Zeitabschnitte (...) von intensiven sexuellen Gefühlen oder Bildern beherrscht werden. (...) In der Schlussperiode von Sitzungen mit gutem Ausgang ist die Orgasmusfähigkeit gewöhnlich in hohem Maße gesteigert, und zwar bei männlichen wie bei weiblichen Teilnehmern. Sexueller Verkehr am Tag der Sitzung kann zum stärksten Erlebnis dieser Art im Leben des Betroffenen werden."*

---

[17] vgl. Grof, 2000, S. 39 ff
[18] vgl. Schmidbauer/vom Scheidt, 1989, S. 231 f

Er fügte allerdings auch hinzu, dass das sexuelle Empfinden unter LSD-Einfluss individuell unterschiedlich wahrgenommen wird. So kann die Lust auch dahingehend gehemmt werden, dass einem das Sexuelle Unbehagen bereitet. Zudem haben *„sexuelle Erfahrungen in LSD-Sitzungen (...) gelegentlich einen sehr ungewöhnlichen Charakter; sie können sadistische oder perverse Elemente enthalten oder die Gestalt satanischer, ozeanischer oder tantrischer Sexualität annehmen.“*[19]

Der Einfluss von LSD auf die Musik wurde im Hinblick auf die Hippiebewegung bereits beschrieben. Doch auch für sonstige Kunstformen, wie der Malerei, Dichterei und Schriftstellerei, ist der LSD-Einfluss ein wichtiger kreativer Aspekt. So fanden die Künstler *„(...) Zugang zu verborgenen Quellen der Inspiration im Unbewussten, erlebten eine auffällige Steigerung und Entfesselung der Phantasietätigkeit und erreichten eine außerordentliche Lebendigkeit, Originalität und Freiheit des künstlerischen Ausdrucks.“* Auch unabhängige Betrachter stellten in der Qualität der Werke eine wesentliche Verbesserung fest. So sei besonders bei Malern häufig eine positive Entwicklung im Stil und Inhalt der Gemälde festzustellen, wobei ein Einfluss des LSD während der Erschaffung des Kunstwerks häufig bemerkbar ist. Manchmal können auch Personen, die zuvor noch keinen Zugang zur Kunst hatten bzw. bei denen bislang kein künstlerisches Talent erkennbar war, im LSD-Rausch ein beachtenswertes künstlerisches Ergebnis abliefern. *„In den meisten Fällen beruht die Intensität der Wirkung auf die Kraft und Eigenart des Materials, das aus den Tiefen des Unbewussten heraufsteigt, und nicht auf den technischen Fähigkeiten.“* Doch auch die eigene Betrachtungsweise der Kunstwerke kann sich unter LSD-Einfluss verändern. *„Daher gelangen viele LSD-Klienten zu einem einfühlsamen Verständnis der Gemälde von Hieronymus Bosch, Vincent van Gogh, Salvador Dali, Max Ernst, Pablo Picasso, René Magritte, Maurits Escher oder H.R. Giger.“* Dem Schriftsteller Aldous Huxley verschaffte das LSD visionäre Zustände, die seine Werke wie z.B. „Schöne neue Welt“ oder „Himmel und Hölle“ maßgeblich beeinflussten. Zudem waren viele Gedichte von Allan Ginsberg unter den Eindrücken seiner Selbstversuche mit psychedelischen Substanzen entstanden.[20]

---

[19] vgl. Schmidbauer/vom Scheidt, 1989, S. 63 f
[20] vgl. Grof, 2000, S. 329 f

13

4. Diskussion

Die bisherigen Ausführungen haben gezeigt, dass LSD ein sehr weites, streitbares Thema, mit einer komplexen und ereignisreichen Geschichte ist. Die Frage, ob LSD (nur) eine Rauschdroge ist, oder ob es noch andere Verwendungszwecke dafür gibt, ist nicht eindeutig zu beantworten. Zwar hat sich herausgestellt, dass es eine ganze Bandbreite von anderen nützlichen Anwendungsfeldern, abseits vom reinen Spaßfaktor gibt, allerdings zeigte sich auch gerade unter Berücksichtigung der Historie des LSD, dass sich der Verwendungszweck individuell durch den Gebraucher ergibt. So wurde der Basisstoff Mutterkorn in früheren Zeiten zum einen für hetzerische Zwecke missbraucht, zum anderen aber als Heilmittel angesehen. Auch der Entdecker des LSD, Albert Hofmann, stieß erst auf die Formel, als er an einem Analeptikum forschte. Den weiteren Verwendungszweck nach der Entdeckung sah er in der Psychotherapie.

Man kann sich nun wohl darüber streiten, ob der spirituelle oder sogar religiöse Gebrauch von LSD zu Zeiten der Hippiebewegung nicht doch eher als ein Spaßfaktor für eine rebellierende Jugend anzusehen ist. Natürlich wird auch dies häufig eine Rolle bei dem Konsum gespielt haben, was aber an sich noch nichts Verwerfliches ist. Es ist noch niemand an einer Überdosis LSD gestorben und gerade die damalige pazifistische Hippiebewegung stellte, außer für die Interessen einiger Politiker, keine Gefahr für die Allgemeinheit durch den Konsum von LSD dar. Man muss nur erkennen, dass das Lysergsäurediäthylamid als Substanz selbst gefährlich werden kann, sobald es missbraucht wird. So war eines der eher seltenen Fälle, bei denen ein Mensch an den direkten Folgen eines LSD-Rausches gestorben ist, eine Testperson, an der die CIA das LSD als Wahrheitsserum für ihre Zwecke erforschte und missbrauchte. Auch Timothy Leary missbrauchte das LSD für seine eigenen Zwecke. Zwar besteht wohl kein Zweifel daran, dass er als Befürworter des LSD-Konsums auch an dessen spirituellen, bewusstseinserweiternden Eigenschaften glaubte, allerdings vermarktete er mit seinen propagandistischen Parolen nicht nur das LSD, sondern in erster Linie wohl auch sich selbst.

Trotzdem ist das vollständige Verbot von LSD gerade im Hinblick auf den Mangel an Erforschung der Substanz zu bedauern. Ob und inwiefern es in Medizin und Psychologie ein wichtiges Hilfsmittel sein könnte, ist somit noch nicht vollständig geklärt. Auch wird den Menschen damit ein Stück Kultur genommen, wenn man betrachtet, welchen Einfluss das LSD auf die jüngere Kunstgeschichte hatte. Allerdings sollte weiterhin jener Bereich geschützt bleiben, in dem diese (oder auch jede andere) Substanz zu einer Gefahr für eine andere Person oder der Allgemeinheit werden kann, wie es z.B. im Straßenverkehr der Fall ist. Für den eigenen, kontrollierten und vorbereiteten Konsum von LSD und insbesondere für Forschungszwecke ist ein solch totales Verbot aber nicht nachvollziehbar.

> *„LSD zu gebrauchen, erfordert eine gewisse geistige Reife und den richtigen Rahmen. Probleme entstehen dann, wenn diese Bedingungen nicht erfüllt sind. Bei den Indianern sind diese Substanzen in den Händen der Schamanen, der Heilpriester. (...) Die Heilpriester unserer Gesellschaft sind vorläufig am ehesten die Psychiater. Sie haben mit der Psyche und der geistigen Heilung zu tun. Also gehören psychedelische Substanzen in ihre Hände.“*[21]
>
> - Albert Hofmann -

---

[21] Aus einem Interview auf http://www.lsd.info/symposium/ah/index_html#interview (letzter Aufruf: 13.08.2007)

LITERATURVERZEICHNIS

Dunder, Jonathan (o.J.): http://www.freeinfosociety.com/site.php?postnum=88 (letzter Aufruf: 07.08.2007)

Cousto, Hans (2005): *Fachinformation: Psychedelika (LSD und Zauberpilze) - Mischkonsum.* http://www.drogenkult.net/?file=Psychedelika&view=pdf (letzter Aufruf: 03.08.2007)

Grof, Stanislav (2000): *LSD-Psychotherapie.* 2. Auflage. Stuttgart: Klett-Cotta Verlag

Hofmann, Albert (1975): *The Chemistry of LSD and Its Modifications.* In: D.V. Sivasankar et al. (Hrsg.): LSD : A Total Study. New York: PJD Publications

Hofmann, Albert (1979/a): *How LSD Originated.* In: Journal of Psychedelic Drugs. Ausgabe 11/1979. San Francisco: Haight-Ashbury Publications, S. 53-60

Hofmann, Albert (1979/b): *LSD : Mein Sorgenkind.* Stuttgart: Klett-Cotta Verlag

Leuenberger, Hans (1970): *Im Rausch der Drogen.* München: Humboldt-Taschenbuchverlag

Olvedi, Ulli (1972): *LSD-Report.* 1. Auflage. Frankfurt am Main: Suhrkamp Verlag

Rätsch, Christian (1993): *50 Jahre LSD-Erfahrung : Eine Jubiläumsschrift.* Solothurn: Nachtschatten Verlag

Schmidbauer, Wolfgang; Jürgen **vom Scheidt** (1989): *Handbuch der Rauschdrogen.* Frankfurt am Main: Fischer-Taschenbuchverlag

Watschke, Corinna (2007): *Hippies.* http://www.planet-wissen.de – Artikel: Hippies (letzter Aufruf: 05.08.2007)

Einzelne Internetquellen:

http://www.lsd.info/symposium/ah/index_html#interview

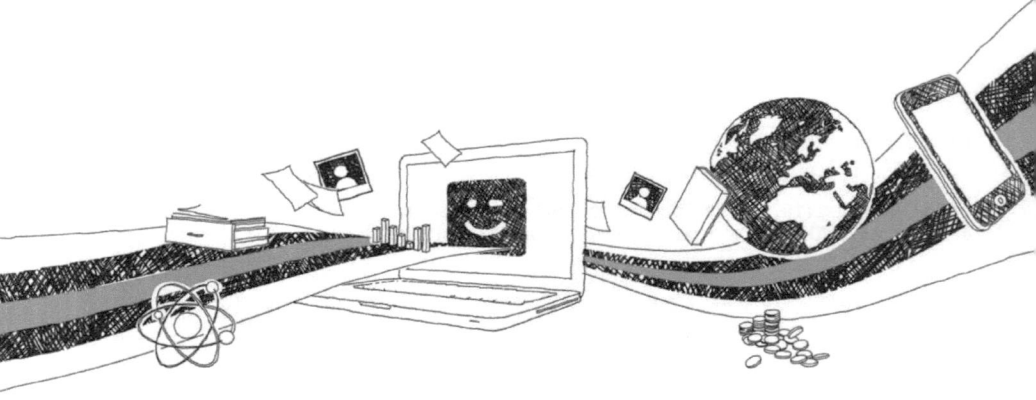
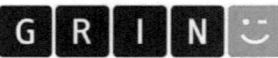